Vichy

POUR

Les Coloniaux et les Habitants des Pays chauds

PAR

Le Docteur J. GANDELIN

MÉDECIN CONSULTANT A VICHY

PARIS

A. MALOINE, ÉDITEUR

25-27, RUE DE L'ÉCOLE-DE-MÉDECINE 25-27

1911

VICHY

POUR

Les Coloniaux et les Habitants des Pays chauds

Vichy

POUR

Les Coloniaux et les Habitants des Pays chauds

PAR

Le Docteur J. GANDELIN
MÉDECIN CONSULTANT A VICHY

PARIS
A. MALOINE, ÉDITEUR
25-27, RUE DE L'ÉCOLE-DE-MÉDECINE 25-27

1911

VICHY

POUR

Les Coloniaux et les Habitants des Pays chauds

PRÉFACE

Les coloniaux et les habitants des pays chauds ne connaissent pas assez l'efficacité des eaux de Vichy et leur action préventive et curative des maladies tropicales. Ils savent bien que la station thermale de Vichy est utile dans les affections hépatiques et gastro-intestinales, mais la conviction ferme et profonde d'une guérison ou d'une amélioration certaine des maladies des pays chauds, n'a pas encore pénétré assez profondément dans la pensée intime de chacun et on néglige alors de venir à Vichy chercher la guérison.

Les eaux de Vichy sont utiles non seulement pour guérir les maladies coloniales, mais aussi pour les prévenir.

Nombreux sont les coloniaux qui, connaissant l'efficacité des eaux, viennent à Vichy avant leur départ pour les colonies. Ils font une cure préventive; ils se débarrassent de tous les déchets, qui encrassent leurs différents organes et appareils. La cure de Vichy guérit ou améliore toujours les affections coloniales.

Le nombre des coloniaux, qui viennent à Vichy chercher la guérison, est minime en comparaison du nombre de ceux qui ont besoin de ce traitement, et qui ne viennent pas parce qu'ils ignorent l'efficacité réelle des eaux.

Tous les coloniaux, qui ont passé deux ans sous les Tropiques, ont besoin du traitement de Vichy. Les médecins qui exercent aux colonies ou dans les pays chauds devraient tous faire un stage à Vichy avant leur départ et connaître cette perle des stations thermales dont le traitement est le remède spécifique des maladies coloniales. Ils conseilleraient alors avec plus de conviction la cure de Vichy à leurs malades.

Les habitants des pays chauds dont l'état de santé précaire les a obligés à venir une première fois à Vichy, ne l'oublient jamais. Ils constituent une clientèle fidèle qui contribue grandement à la réputation mondiale de cette station thermale. Ceux qui n'y sont jamais venus, hésitent à s'y rendre, mais lorsqu'ils ont une fois apprécié Vichy, ils y reviennent toujours.

EAUX DE VICHY

Leur composition chimique

Les eaux de Vichy sont des eaux alcalines bicarbonatées sodiques fortes, gazeuses. Elles sont chaudes, tièdes ou froides suivant les sources. Les eaux chaudes sont celles qui valent à Vichy sa réputation et qui constituent sa supériorité thermale.

Ces eaux sont agréables au goût ; leur sapidité favorise la sécrétion salivaire ; elles sont bues avec plaisir. Les malades les goûtent ; ils les boivent à petites gorgées, les savourent délicieusement, et éprouvent une sensation de bien-être après les avoir bues. Les sources chaudes sont généralement préférées aux sources froides et mieux supportées par les estomacs délicats et malades.

Leur composition chimique est la suivante d'après Bouquet :

Tableau comprenant les quantités des divers composés alcalins hypothétiquement attribuées à 1 litre de chacune des eaux minérales du bassin de Vichy.

PRINCIPES MINÉRALISATEURS	GRANDE GRILLE	CHOMEL	LUCAS	HÔPITAL	CÉLESTINS	PARC	MESDAMES
Acide carbonique libre.	0,908	0,786	1,751	1,067	1,049	1,555	1,908
Bicarbonate de soude	4,883	5,091	5,004	5,029	5,103	4,857	4,016
» de potasse	0,352	0,371	0,282	0,440	0,315	0,292	0,189
» de magnésie	0,303	0,338	0,275	0,200	0,328	0 213	0,425
» de strontiane	0,003	0,003	0,005	0,005	0,005	0,005	0,003
» de chaux	0,434	0,427	0,545	0,570	0,462	0,614	0,604
» prot. de fer	0,004	0,004	0,004	0,004	0,004	0,004	0,026
» pr. de manganèse . . .	traces	traces	traces	traces	traces	traces	traces
Sulfate de soude	0,291	0,291	0,291	0,291	0,291	0,314	0,250
Phosphate de soude.	0,130	0,280	0,070	0,046	0,091	0,140	traces
Arséniate de soude	0,002	0,002	0,002	0,002	0,002	0,002	0,003
Borate de soude	traces	traces	traces	traces	traces	traces	traces
Chlorure de sodium.	0,534	0,534	0,518	0,518	0,534	0,550	0,355
Silice.	0,070	0,070	0,050	0,050	0,060	0,055	0,032
Matières organiques bitumées . . .	traces	traces	traces	traces	traces	traces	traces
TOTAUX.	7,914	7,959	8,797	8,222	8,244	8,601	7,811

1 Cité par Fernand Lambert et Victor Raymond. *Vichy, Étude clinique des indications et contre-indications.*

La thermalité des eaux varie suivant les sources. Il y a des sources chaudes : Chomel 43°5, Grande Grille 42°5 ; des sources tièdes : Hôpital 34°5, Lucas 29°25, et des sources froides : Parc 20°, Mesdames 16° et Célestins 15°.

Les sources énumérées ci-dessus sont celles de la Compagnie fermière. Il y en a quelques autres sur le territoire de Vichy, citons celle de Lardy 23°9.

A moins d'indications spéciales, il est préférable de boire à Vichy l'eau des sources chaudes ou tièdes. Les eaux des sources froides devront être réservées pour la cure de Vichy chez soi. Les eaux des Célestins et d'Hauterive sont particulièrement indiquées dans ce cas. Les eaux chaudes prises à la source sont plus actives ; leurs effets thérapeutiques sont plus marqués. La source froide des Célestins a une action diurétique remarquable et est indiquée dans les affections des voies urinaires.

Il est incontestable que les eaux prises à la source sont beaucoup plus actives que les eaux transportées. Cette observation de pratique courante est vraie pour toutes les eaux minérales.

L'action particulière des eaux est attribuée à la radioactivité, à un dynamisme spécial, à une vitalité propre dont l'énergie s'atténue lorsque l'eau est sortie de son milieu, lorsqu'elle est éloignée de son point de départ, et mise au contact de l'air.

On peut considérer la source comme une entité propre avec ses qualités et ses défauts, avec ses propriétés bienfaisantes ou nuisibles.

Quand on parle de l'eau, on emploie souvent l'expression de filon hydro-minéral. Cette idée en fait naître une autre et comparer l'eau à un métal liquide. Tous les métaux sont doués avec des proportions variables d'un magnétisme appelé aimantation. Le métal liquide doit avoir lui aussi son aimantation propre, c'est-à-dire une force magnétique capable d'agir sur d'autres corps. De même que l'aimantation s'use et diminue, ainsi l'aimantation ou le magnétisme des eaux doit s'user et diminuer. Son action curative s'en ressent et est moindre lorsque l'eau est transportée et éloignée de son point d'origine.

La cure hydro-minérale alcaline faite aux sources introduit dans l'organisme des principes minéraux vitalisés, vivants.

Quelles que soient les théories émises, chacun soupçonne et semble attribuer une entité propre à chaque source ; de là des différences infinitésimales d'action qu'un choix judicieux sait proportionner et doser.

Quand on regarde le tableau des éléments divers composant les eaux de Vichy, on voit que les eaux sont alcalines fortes. La soude, la potasse, la magnésie sont en très grande proportion. Le bicarbonate de soude y est prépondérant, environ 5 grammes par litre ; et c'est à son action physico-chimique jointe à une vitalité propre que les eaux de Vichy doivent en grande partie leurs propriétés.

Le fer, l'arsenic, la chaux, la strontiane, la lithine, le maganèse y sont en moindres proportions, mais leurs quantités ne sont pas négligeables et contribuent pour une bonne part à l'efficacité des eaux. On y a découvert récemment de l'hélium et de l'argon.

La source Mesdames contient une très notable proportion de fer. C'est elle aussi qui contient la plus notable proportion d'arsenic. Elle convient aux convalescents de paludisme et d'anémie coloniale.

Il y a aussi dans certaines eaux des traces de manganèse, dont l'action particulièrement oxydante est indiquée dans la cure du diabète.

La chaux est en notable proportion.

La composition des eaux est complexe, et la combinaison intime des divers éléments ne peut pas être résolue synthétiquement par la chimie. Si on réunit ensemble ces divers éléments et qu'on les dissolve dans un litre d'eau, on pourra avoir la composition chimique d'une eau de Vichy, néanmoins on n'aura pas de l'eau de Vichy, et son efficacité ne sera pas la même dans le traitement des maladies. L'eau de Vichy artificielle n'est pas de « l'eau de Vichy » et avec elle on ne saurait obtenir les effets curatifs que l'on demande à l'eau de Vichy, bue aux Sources.

Comme le dit le professeur Landouzy : « Dans les eaux minérales, il y a autre chose que l'analyse chimique, il y a un groupement moléculaire ignoré, qui constitue le dynamisme, la radio-activité des eaux. Les eaux minérales doivent être jugées par les effets qu'elles produisent. Il faut apprécier les sources thermales par la puissance dynamogénique qu'elles mettent au service de la thérapeutique. » L'eau de Vichy est classée au premier rang des eaux minérales actives. Ces eaux sont puissamment dynamogéniques et tous les buveurs en éprouvent les effets dès les premiers jours de la cure.

ACTION PHYSIOLOGIQUE DE L'EAU DE VICHY

Son action sur les différents organes
et appareils

L'eau de Vichy est un profond modificateur de l'organisme. Elle agit sur l'organisme tout entier, mais en particulier sur le foie, l'estomac, les intestins, la rate, le pancréas et les reins. Son action se fait sentir dans les maladies de la nutrition, dans la diathèse urique, dans l'arthritisme.

Le foie est l'organe noble par excellence au point de vue organique. C'est lui le régulateur de notre santé. Lorsqu'il est malade, l'organisme tout entier s'en ressent.

L'eau de Vichy a une action élective sur le foie. Elle est le médicament spécifique des maladies du foie.

La médication alcaline de Vichy est franchement stimulante et par suite légèrement congestive. Elle est reconstituante et tonique. Elle combat par une action substitutive les congestions passives ou chroniques du foie et les engorgements de la rate des coloniaux et des habitants des pays chauds.

La circulation sanguine est plus intense ; les vaisseaux et les capillaires sanguins sont dilatés ; le sang est alcalin et plus fluide. Les échanges sont plus actifs dans

la structure des tissus. L'eau de Vichy active les com-
bustions et oxyde les matières azotées. Elle augmente
les fonctions sécrétoires et excrétoires. En peu de jours
l'urine devient neutre et alcaline.

Les alcalins, qui sont des altérants et des dissolvants
par excellence, deviennent des stimulants pris aux sources de Vichy. La fibrine et l'albumine sont dissoutes.

Les anciens médecins qui exerçaient à Vichy au siè-
cle dernier connaissaient bien cette action. Ils faisaient
l'expérience suivante. Après avoir recueilli du sang dans
un bassin et l'avoir laissé coaguler, ils remplissaient le
bassin d'eau de Vichy, et vingt-quatre heures après la
fibrine du sang était dissoute et le caillot fluidifié.

L'acidité du sang, due particulièrement à l'acide urique est la cause de nombreuses maladies de la nutrition,
la lithiase biliaire, la goutte, la gravelle, l'uricémie,
l'arthritisme, etc... On sait que la cholestérine se dépose
dès que la bile cesse d'être alcaline pour devenir neutre ; si elle devient acide les précipités de cholestérine
sont très abondants, et deviennent le point de départ
de calculs biliaires.

L'eau de Vichy passait autrefois pour être purgative,
parce qu'on la prenait à très hautes doses. Il est reconnu
au contraire aujourd'hui que les eaux de Vichy sont
constipantes. Ceux qui ont de la tendance à la constipation, voient cette affection devenir opiniâtre à la suite
du traitement actuel qui comporte des doses moindres
qu'autrefois. Il importe d'éviter la constipation, qui

gênerait les effets de la cure, et favoriserait les congestions.

Jadis on prescrivait l'eau de Vichy à doses massives. Mme de Sévigné parlant des différentes cures qu'elle fit à Vichy signale les effets diarrhéiques et les flux intestinaux produits par la cure d'eau. L'explication en est simple, c'est que l'eau n'était pas digérée.

A cette époque on faisait et on voulait faire un véritable lavage du sang et de l'organisme. Aujourd'hui on en est revenu des doses exagérées et on fait prendre des doses moyennes qui varient beaucoup suivant les maladies. Tous les médecins reconnaissent qu'il faut se servir de l'eau de Vichy, comme d'un médicament très actif, qui doit être manié avec prudence.

Du temps de Petit (1840-1850) certains buveurs absorbaient dix, quinze, vingt, et même vingt-trois litres d'eau dans les vingt-quatre heures.

Les lithiasiques et les calculeux qui voulaient dissoudre leurs pierres, qui savaient ne pouvoir en être débarrassés que par ce moyen, avaient le courage du désespoir et buvaient frénétiquement de l'eau. Ils n'avaient pas à leur disposition les moyens de la chirurgie moderne. Il est aisé de comprendre les souffrances physiques et morales de ces pauvres désespérés.

Il est évident qu'une eau aussi active que celle de Vichy ne peut pas être prise impunément à de très hautes doses par tout le monde. Il faut faire entrer en ligne de compte, l'âge, les tempéraments, les idiosyncrasies, les intoxications, la résistance plus ou moins grande d'un organisme jeune, sain et fort, ou celle d'un organisme plus âgé, malade, débilité et intoxiqué. C'est le rôle du médecin de Vichy de distinguer entre ses différents malades ceux qui peuvent supporter des doses fortes, et ceux auxquels les doses faibles conviennent. Il y a aussi le choix des sources. Les unes sont alcalinisantes, apéritives, digestives ; les autres sont excitantes, stimulantes, congestives, constipantes.

Certaines sources conviennent particulièrement aux éruptions cutanées de l'arthritisme, de l'herpétisme, du diabète.

Voyons maintenant l'action physiologique des eaux de Vichy sur les différents appareils ou systèmes de l'organisme.

Appareil cérébro-spinal. — Que l'action des eaux de Vichy soit générale ou locale, elle se rapporte toujours à une stimulation plus ou moins active. Sur l'appareil cérébro-spinal, il y a une congestion légère qui se traduit souvent par du vertige et du tremblement. Le malade peut être quelquefois obligé de s'asseoir. C'est une sorte d'ébriété, qui a été attribuée au gaz acide carbonique libre, et qui a été comparée à l'ébriété produite par les vins mousseux.

Ces vertiges se manifestent surtout chez les fumeurs, qui font un excès de tabac ou qui en sont intoxiqués par l'usage prolongé, chez les anémiés des pays chauds, chez les anémiques, chez les vieillards affaiblis, chez ceux enfin qui y sont naturellement prédisposés.

Certaines névralgies sont réveillées par le traitement du début, névralgies sciatiques, intercostales, lombaires, scapulaires.

Tous les anémiés et intoxiqués à résistance cérébrale faible devront être guidés par leur médecin pour user de l'eau de Vichy. La tendance générale des malades est d'augmenter la dose prescrite; et le rôle du médecin doit être celui d'un modérateur pour réfréner le zèle des buveurs.

Appareil digestif : estomac, intestins. — L'eau de Vichy nettoie l'appareil digestif; elle le déterge; les saburres de la langue disparaissent; l'estomac est stimulé. Les crises gastriques des dyspeptiques s'apaisent; leur estomac devient moins sensible. La cure de Vichy diminue les fermentations gastriques et intestinales; elle diminue les gaz; elle constipe.

Elle a une action détersive sur l'estomac. Le bain gastro-duodénal produit de l'excitation gastrique et duodénale.

Il y a sédation des douleurs de l'appareil digestif.

L'eau de Vichy est constipante à petites doses, c'est pourquoi il faut faire prendre tous les matins un purgatif salin aux malades qui ont de la tendance à la constipation.

Elle stimule les estomacs atoniques; elle excite la sécrétion gastrique; elle alcalinise l'hyperacidité. L'acide carbonique arrête les fermentations. Dans l'hypochlorhydrie, elle doit être prise à faibles doses ; dans l'hyperchlorhydrie on doit la prendre à fortes doses.

L'action de l'eau de Vichy sur l'intestin est analogue à celle exercée sur l'estomac. Elle modifie, stimule et active les fonctions intestinales. « En diluant le chyme son action se joint à celle des sucs alcalins pour saponifier les graisses, les émulsionner et favoriser leur absorption. » (Lambert et Raymond. *Vichy, Étude clinique des indications et des contre-indications.*)

En lavement et en douche ascendante elle produit un effet de nettoyage et de décapage. Comme elle est aseptique, elle nettoie tous les replis intestinaux avec une eau stérile, et diminue les causes de putridité intestinale. Elle baigne toutes cellules intestinales, est absorbée en certaine quantité, et contribue pour une faible part à l'alcalinisation générale de l'organisme.

En un mot, elle stimule les fonctions digestives et favorise l'assimilation et la désassimilation.

Action sur le foie. — Le foie est l'organe sur lequel l'eau de Vichy agit particulièrement. Dans les affections tropicales c'est le foie qui est principalement atteint, et c'est sur lui que retentissent toutes les maladies des pays chauds, en raison de son activité fonctionnelle plus grande sous les tropiques que dans les climats tempérés ; il s'ensuit que le traitement de Vichy est pour ainsi dire le traitement spécifique des maladies coloniales.

L'eau de Vichy stimule la fonction hépatique, vitalise

les cellules du foie et régénère celles qui sont malades.

« La stimulation fonctionnelle du foie est la vertu spécifique de l'eau de Vichy », dit le Dr Glénard.

Le foie est fortement irrigué et la cellule hépatique baigne dans un plasma sanguin alcalin. C'est le « bain de la cellule hépatique » du Dr Audhoui. Selon lui l'action de ce bain est stimulante, excitante et détersive.

Pour bien fonctionner, le foie doit être dans un milieu alcalin et la bile doit être alcaline.

L'eau de Vichy alcalinise la bile, la fluidifie et empêche la précipitation de la cholestérine. La sécrétion en est plus abondante; l'eau de Vichy est un cholagogue.

Il y a relâchement des fibres lisses des tuniques, des canaux biliaires, de l'hépatique, du cystique et du cholédoque.

L'eau de Vichy agit sur les calculs biliaires; elle les lave, les désagrège, les nettoie et les débarrasse des dépôts organiques qui les entourent.

La migration des calculs biliaires de la vésicule dans les canaux cystique et cholédoque, produite par un spasme de la vésicule, est facilitée par la cure de Vichy qui dilate les conduits biliaires. C'est pourquoi les crises de colique hépatique sont fréquentes pendant le traitement.

Après la cure les lithiasiques voient leurs crises diminuer considérablement.

« La cure de Vichy, dit Chauffard, est d'un précieux secours pour le traitement des hépatiques. L'amélioration ou la guérison de l'hépatique est la résultante d'une série d'actions associées. Non seulement le malade absorbe chaque jour une certaine quantité de sels alcalins, mais encore il les prend sous une forme toute spéciale, dilués dans une eau de température le plus souvent élevée. Par les bains thermaux il subit en même temps une stimulation cutanée essentiellement tonique. Si bien que l'action médicamenteuse atteint et modifie les fonctions rénales et cutanées, l'hématopoïèse, et tout l'ensemble de la nutrition organique. Ce sont là les merveilleux effets de la cure thermale de Vichy dans les foies congestifs paludéens ou goutteux et dans la lithiase biliaire.»

Action sur l'appareil urinaire. — L'eau de Vichy stimule et excite la fonction rénale. Les urines sont sécrétées en plus grande abondance ; sous l'influence des alcalins l'urine des premiers jours du traitement se trouble, et vers le troisième jour elle se clarifie. L'urine, habituellement acide, devient rapidement neutre et fréquemment alcaline. L'eau de Vichy est diurétique et en particulier celle de la source des Célestins, en raison de la plus grande quantité d'acide carbonique qu'elle maintient en dissolution. Tous les buveurs d'eau constatent cette polyurie. La circulation rénale est plus active ; les capillaires sont dilatés, les sels alcalins et l'acide carbonique stimulent la fonction des glomérules. L'eau de Vichy est diurétique par une action excitante sur les cellules rénales et par une légère congestion active des reins. L'urine devient moins irritante pour l'appareil urinaire qui fonctionne mieux. La lithiase rénale subit la même action que la lithiase biliaire ; les graviers sont emportés par la sécrétion d'urine plus abondante et chassés des voies urinaires. Les bassinets et les uretères sont dilatés par relâchement des fibres lisses de leurs tuniques.

Action sur la circulation. — La circulation est plus active sous l'influence du traitement de Vichy. Les mouvements du cœur s'accélèrent, les capillaires sanguins sont dilatés, le sang est plus fluide et moins coagulable. C'est pourquoi tous les hémophiliques, tous les malades menacés d'hémorrhagies diverses, épistaxis, hémoptysies, hématémèses, les femmes atteintes de métrorrhagies, doivent s'abstenir de la cure de Vichy.

Le nombre des globules rouges augmente. « Lafeuille, Paris et Viguier, médecins militaires, ont démontré par une étude attentive du sang de paludéens anémiés que chez eux, le traitement provoque : 1° L'augmentation de l'activité de réduction de l'hémoglobine ; 2° l'augmentation du taux de l'hémoglobine ; 3° l'augmentation du nombre des globules rouges. »

A petite dose, dit Lécorché dans son livre sur la goutte, l'eau de Vichy rétablit les fonctions digestives et augmente par conséquent le nombre des globules sanguins.

« L'action dynamique d'incitation de l'eau de Vichy met en énergie l'activité potentielle des leucocytes. » (F. Glénard.)

Les globules rouges et les leucocytes baignant dans un plasma sanguin alcalin sont soumis à un véritable lessivage qui respecte leur protoplasma. « Ce lessivage aide à l'action des leucocytes qui sortent plus facilement des vaisseaux par diapédèse. » (René Tissier. *Diabétides et diabétiques.*)

Les artério-scléreux peuvent retirer un grand avantage du traitement de Vichy modéré et bien guidé. Pour Lancereaux l'artério-sclérose a le plus souvent pour origine l'arthritisme.

Action sur la peau. — Les bains minéralisés font subir à la peau un véritable décapage. Les alcalins opèrent la saponification des graisses cutanées, nettoient les orifices glandulaires et excitent les fonctions sécrétoires et éliminatrices de la peau. On constate qu'un malade de poids moyen (75 kilogrammes) pesé avant et après le bain et n'ayant pas émis d'urine dans l'intervalle, a perdu en moyenne 200 grammes de son poids après un bain d'une demi-heure. Ce fait démontre que les échanges cutanés sont très appréciables dans les bains minéralisés, dont l'action efficace peut être utilisée avec avantage pour le traitement de l'obésité.

La cure de Vichy par son traitement interne et externe rend la peau plus apte à fonctionner. Sous son influence le teint des malades s'éclaircit, les taches pigmentaires du visage pâlissent ; la peau acquiert de la souplesse et de la tonicité. Elle devient plus ferme, moins empâtée et le teint colonial bien connu disparaît.

MALADIES DES PAYS CHAUDS

Traitées avec succès par la cure de Vichy

Les maladies coloniales traitées avec succès à Vichy peuvent être classées en quatre catégories principales : 1° les maladies du foie ; 2° le paludisme ; 3° les maladies de l'estomac et de l'intestin ; 4° l'anémie coloniale. Il va sans dire que les habitants des pays chauds ne sont pas exempts des maladies des climats tempérés, telles que le diabète, la goutte et toutes les affections de la diathèse arthritique.

Je n'envisage ici que les maladies auxquelles les climats chauds ont donné une allure particulière, une marche spéciale et un caractère différent des mêmes maladies observées dans les climats tempérés.

Les maladies coloniales sont multiples, néanmoins elles paraissent avoir un lien commun, elles semblent être des manifestations différentes d'une diathèse commune, la diathèse coloniale, on dirait qu'elles ont la même origine. Elles ont un cachet de parenté dû à leurs causes communes.

Les Européens qui vont aux colonies, emportent avec eux de la mère-patrie les constitutions ou diathèses héréditaires ou acquises, qu'ils doivent à la communauté de la race. Mais ces constitutions ou diathèses vont réagir aux colonies d'une manière différente qu'en Europe. Celui qui est sain et bien portant, soumis aux mêmes influences nocives, que celui qui est porteur d'une diathèse ou d'une affection chronique, réagira différemment. Il sera soumis aux mêmes influences nocives coloniales, mais sa santé aura plus de force pour résister ; elle sera moins ébranlée. Généralement il faudra à l'homme sain plus de temps pour tomber malade et subir les influences du climat.

Le grand ennemi de l'Européen dans les pays chauds c'est le soleil et par-dessus tout la lumière. Le soleil dans les pays tempérés est une source d'énergie, de force et de vitalité, mais dans les pays chauds, il est une cause de débilité et de destruction par son excès de lumière, par sa chaleur et par son rayonnement. Le paludisme n'acquiert aux colonies son caractère de gravité que par le soleil.

Le soleil débilite l'arrivant dans les pays chauds ; le paludisme a dès lors plus de prise sur un organisme affaibli et il devient lui-même une nouvelle cause de fatigue et d'affaiblissement qui s'ajoute à la première.

Les autres causes des maladies coloniales sont les diverses intoxications et auto-intoxications dues au défaut d'hygiène, à l'intempérance, aux embarras gastriques et intestinaux, aux germes des poussières qu'on absorbe et qu'on respire.

L'arrivant est un nouveau milieu de culture pour des microbes étrangers, amibes des eaux de la Cochinchine, microbes divers suspendus aux poussières de l'air de la Chine où il n'y a pas de voirie, où les déjections sont jetées à la rue, se desséchant et s'envolant mélangées aux poussières.

L'affection première dont est atteint l'Européen en arrivant dans les pays chauds est l'anémie. La colonie type où cette anémie se produit rapidement, en l'espace de quelques jours à un mois, est la Cochinchine. Sous l'influence combinée du soleil, de la chaleur, et de l'humidité, le teint coloré de l'Européen change en quelques jours pour devenir jaune, terreux, en un mot le teint colonial.

Quelques jours suffisent en Cochinchine pour arriver à ce résultat. Ce teint colonial devient plus bronzé et se modifie à mesure que le séjour se prolonge et que les organes profonds sont atteints. Quelques embarras gastriques et diarrhées se produisent. L'organisme s'épuise par la transpiration. Pendant des mois consécutifs on a la sensation d'être continuellement dans un bain de vapeur la nuit et le jour. L'accès paludéen apparaît. Le foie est touché à son tour, dès lors le cortège complet de la maladie se développe :

L'estomac ne fonctionne plus, l'appétit est nul ; la dyspepsie s'établit : le foie devient douloureux, douleur sourde, profonde, paroxystique. Il y a recrudescence de la diarrhée et de dysenterie. Les accès de fièvre paludéenne sont nombreux. Finalement il y a une anémie profonde et le malade est rapatrié. Tel est en raccourci le tableau de la pathologie coloniale.

Aux causes extrinsèques des maladies tropicales indépendantes de l'individu, il faut ajouter les causes intrinsèques dépendantes de lui : mauvaise hygiène, mauvaise alimentation, excès de toutes sortes, imprudences, intempérance. Si toutes les règles de l'hygiène et de la tempérance étaient observées, l'Européen aux colonies pourrait bien être atteint malgré toutes les précautions par les affections coloniales, mais ses maladies seraient certainement plus rares et plus tardives.

Il faut aussi faire entrer en ligne de compte les tempéraments, l'idiosyncrasie, l'aptitude à contracter certaines affections, la résistance plus ou moins grande de l'organisme. Il y a des organismes qui paraissent réfractaires à contracter certaines maladies.

On trouve aux colonies toutes les maladies des climats tempérés, mais elles revêtent une allure et une marche qui sont influencées par le milieu colonial.

Maladies du foie. — L'organe qui est le plus fréquemment et le plus profondément atteint est le foie. Toutes les maladies de foie observées en Europe peuvent frapper l'Européen aux colonies, mais le plus souvent c'est une congestion plus ou moins intense, qui peut ou non aboutir à l'hépatite suppurée.

Les canaux biliaires et l'appareil biliaire participent bien entendu à l'inflammation et on observe alors les teintes ictériques et subictériques, qui en se combinant avec la pâleur de l'anémie donnent ce teint colonial, pâle, terreux, jaune, noir verdâtre, plus ou moins foncé dû à la pigmentation cutanée.

Les maladies coloniales du foie observées en France sont déjà passées à l'état chronique. Quelquefois on peut constater des poussées aiguës de l affection ancienne, poussées dues à une intempérance, à un excès alcoolique, ou à un refroidissement.

La fièvre bilieuse hémoglobinurique est une manifestation du paludisme à localisation hépatique.

Les congestions du foie observées aux colonies sont de trois sortes :

> La congestion commune :
> La congestion diarrhéique ;
> La congestion palustre.

La dégénérescence graisseuse du foie est une terminaison fréquente des poussées successives de congestion. C'est une complication grave qui amène l'insuffisance hépatique et l'uricémie.

L'hépatite suppurée des pays chauds s'observe souvent en France chez les coloniaux récemment arrivés et dont l'affection en cours d'évolution ne s'est pas terminée avant le départ de la colonie. Je ne crois pas à l'hépatite suppurée tropicale dont l'abcès se manifeste dix ou quinze ans après le dernier séjour colonial. Je la mettrais plutôt au compte de l'hépatite suppurée des climats tempérés, due à l'alcoolisme et aux auto-intoxications.

Les angiocholites sont fréquentes. Les ictères sont très communs ; l'ictère catarrhal s'observe souvent, et il a un pronostic pius grave que dans les climats tempérés. Il est une cause de moindre résistance pour le foie, et la congestion hépatique grave en est fréquemment la conséquence.

La lithiase biliaire et la colique hépatique s'observent aussi aux colonies, mais elles n'ont rien de spécial, elles sont graves pour la même raison que l'ictère catarrhal, elles diminuent la résistance de l'organe et facilitent sa congestion. Je n'ai pas observé que les influences coloniales agissent spécialement sur la bile pour précipiter des calculs biliaires.

J'ai observé très rarement la colique hépatique, en raison sans doute de l'exagération de la fonction biliaire, et de la fluidité de la bile. Je n'en ai observé qu'un cas en Nouvelle-Calédonie ; il s'est terminé par la mort par inhibition en quelques jours.

La bile est sécrétée en plus grande quantité, la fonction biligénique du foie est exagérée. Le teint colonial est dû en partie à un ictère pléiochromique par absortion intestinale. Je crois cependant que les ictères par angiocholite catarrhale sont les plus fréquents.

Les cirrhoses du foie sont fréquentes et particulièrement les cirrhoses alcooliques. On observe les deux genres de cirrhose : la cirrhose hyperthrophique et la cirrhose atrophique.

L'hépatisme colonial domine toute la pathologie des pays chauds, et la théorie de l'hépatisme de M. Glénard s'applique admirablement aux maladies coloniales.

Il est vrai de dire que, « chez l'Européen, transplanté dans les pays chauds, le foie se trouve bientôt en imminence morbide ». (Chauffard.)

D'après ce que nous savons de l'action physiologique des eaux de Vichy, et de leur action élective sur le foie, il nous est facile de comprendre le mécanisme de cette action.

L'eau de Vichy est stimulante, elle active les fonctions du foie ; la bile devient plus alcaline et plus fluide. Les canalicules biliaires sont dilatés, la circulation sanguine est plus active ; de là les crises de colique hépatique fréquemment observées du huitième au douzième jour du traitement. Le foie peut devenir sensible, douloureux à la pression dans toute so étendue ou au point du lobe qui était primitivement ecté. Mais sous l'influence du traitement la circulation sanguine se régularise dans son mode de dilatation vasculaire, la cellule hépatique reçoit et acquiert une vitalité nouvelle, les déchets organiques qui encombrent le foie sont oxydés et passent dans le torrent circulatoire. Le plasma sanguin alcalin qui baigne la cellule, la débarrasse des produits graisseux qui l'encrassent et gênent sa fonction.

La sensibilité et la douleur à la pression disparaissent.

La bile sécrétée en plus grande abondance émulsionne plus aisément les matières grasses, aidée et secondée par les alcalins. Le foie fonctionne alors normalement et sur le type normal des pays tempérés.

Vichy est le grand guérisseur des affections du foie. Comme le fonctionnement d'un organe n'est pas indépendant du fonctionnement des autres organes, que lorsque l'un est attaqué les autres le sont aussi, les fonctions digestives se font mieux par suite de l'amélioration de la fonction hépatique.

Il résulte de ce que nous savons de l'action de l'eau de Vichy que les poussées congestives aiguës du foie sont une contre-indication à la cure immédiate, que l'arrivée récente de l'Européen en France doit faire prendre des ménagements pendant la cure, et que le colonial récemment arrivé des pays chauds doit être attentivement suivi et surveillé. D'une manière générale il ne faut pas venir faire une cure à Vichy immédiatement après son débarquement en France. Il faut attendre au moins un mois. Il n'est donc pas sage de quitter la colonie pour venir faire une cure et repartir ensuite immédiatement pour les pays chauds. On court ainsi le risque d'une poussée aiguë de congestion du foie, qui peut aboutir à l'hépatite suppurée, alors qu'avec le temps et le repos, le foie peut réparer son altération organique et se défendre contre l'abcès qui est la grande menace des coloniaux atteints d'affections hépatiques.

Lorsque la cause locale de l'hépatite suppurée a disparu, la cure de Vichy est indiquée pour stimuler les fonctions hépatiques dans un foie guéri et torpide.

Vichy peut être dangereux pour les malades en état d'imminence morbide d'hépatite suppurée.

Dans les cas de dégénérescence graisseuse du foie, Vichy est utile en ce qu'il vitalise les cellules hépatiques malades, conserve celles qui sont saines, oxyde les graisses, et facilite leur élimination. Le foie diminue de volume, acquiert plus de souplesse, reprend son volume normal et se met à fontionner avec toute l'activité dont il est encore capable. Il dépend alors du malade d'avoir la volonté de guérir et de ne plus s'exposer aux causes morbides qui ont produit cette dégénérescence graisseuse du foie.

Dans la cirrhose hépatique la circulation se fait mieux sous l'influence du traitement de Vichy, et la sclérose des tissus est arrêtée dans sa marche. Le foie sécrète davantage et reprend ses fonctions.

L'eau de Vichy est active partout où il y a un engorgement passif ou chronique à combattre. Elle est un merveilleux spécifique pour les maladies hépatiques coloniales.

Paludisme. — Engorgement de la rate. — Le paludisme n'acquiert tout son développement que dans les pays chauds, sous l'influence de la chaleur, du soleil, de la lumière et de l'humidité. Le paludisme contracté en France ne présente pour ainsi dire que des formes légères, rarement mortelles. Les fièvres paludéennes tierces ou quartes de France ne sont rien en comparaison de l'accès paludéen tropical à grands fracas avec fièvre de 41° à 41°5, vomissements bilieux, prostration ou excitations, sueurs profuses, qui s'observe très fréquemment sans être encore l'accès pernicieux. Ce dernier à forme cérébrale, comateuse, algide, cholérique, est le grand danger du colonial, et une cause fréquente de mort. Aux colonies, la fièvre paludéenne est un protée qui revêt toutes formes. On observe les paludéennes continue, intermittente, rémittente, rémittente à rechute durant un mois et même un mois et demi, les accès paludéens graves, pernicieux avec leurs différentes modalités, les accès paludéens bilieux simples, la fièvre bilieuse hémoglobinurique, et le paludisme chronique, l'anémie paludéenne.

Vichy est le grand curateur du paludisme tropical. Lorsque les accès sont rebelles à tout traitement, lorsque les paludéens ne guérissent pas et sont perpétuellement en état d'imminence morbide, lorsque la santé et les forces ne reviennent pas, qu'il accoure à Vichy ce paludéen colonial malade, et la cure de Vichy le débarrassera de son paludisme chronique.

Je ne dis pas que la stimulation du traitement de Vichy ne lui donnera pas pendant la cure une poussée aiguë de son affection, qu'il n'aura pas un accès de fièvre. C'est même la règle fréquemment observée. La crise thermale qui se manifeste chez l'hépatique par une poussée congestive du foie et quelquefois chez le lithiasique par une colique hépatique, se manifestera chez le paludéen par une poussée fébrile plus ou moins intense. Il aura un accès de fièvre plus ou moins fort, mais cette fièvre cédera vite au traitement quinique.

Sous l'influence de Vichy le traitement paludéen par la quinine reprend toute sa force et toute sa valeur. Le médicament devient plus actif, et alors qu'avant le traitement de Vichy, la quinine n'avait aucun effet sur la fièvre, elle deviendra toute puissante et agira sur l'hématozoaire.

Le traitement de Vichy augmente la puissance d'action de la quinine.

De plus les fonctions d'assimilation se faisant mieux, les substances alimentaires sont mieux absorbées, les forces reviennent au malade, les globules sanguins augmentent de nombre, leur résistance aux hématozoaires est plus grande, l'action phagocytaire est plus puissante, et l'hématozoaire, cet ennemi permanent du globule rouge finit par être détruit sous l'influence de la quinine, secondée par la force de résistance de l'organisme qui s'est accrue, et aidée aussi par les phagocytes dont le rôle actif s'est développé. Le paludisme est vaincu et le paludéen est guéri. Tout cela, le paludéen des pays chauds le doit à la cure de Vichy ; sans elle il aurait longtemps porté avec lui son mal.

« A Vichy où l'hôpital militaire réunit un nombre important d'individus anémiés par les cachexies palustres, accompagnées d'engorgement splénique ou hépatique, de troubles dyspepsiques plus ou moins grands, on voit les malades guérir, s'améliorer du moins assez rapidement sous l'influence de la médication thermale alcaline, si puissamment active dans ce cas. Son efficacité est d'une notoriété populaire, ici la notoriété publique est d'accord avec l'observation médicale. Tous les praticiens de Vichy sont en effet unanimes pour proclamer les vertus de leurs thermes dans le traitement des dyspepsies et des autres troubles fonctionnels ou organiques dépendant de la cachexie palustre. » (Trousseau. Clin. médicale de l'Hôtel-Dieu, cité par R. Tissier *Diabétides et Diabétiques.*)

La rate des paludéens est toujours tuméfiée et engorgée. Aux colonies elle atteint souvent des proportions énormes. Il peut arriver qu'une rate soit grosse comme un foie sinon plus grosse. Elle occupe alors toute la partie gauche de l'abdomen, s'étend jusqu'à la ligne médiane abdominale et descend même jusqu'à l'hypogastre. Ces rates si volumineuses sont rénitentes à la palpation, peu sensibles, et forment une tumeur abdominale facile à délimiter. On les observe surtout chez les métis coloniaux et chez leurs enfants, lorsqu'ils habitent des pays marécageux et palustres. L'Européen, qui ne passe que quelques années dans les pays chauds et qui prend quelques précautions d'hygiène, n'arrive pas à avoir une rate aussi grosse ; toutefois sous l'influence du paludisme, sa rate se congestionne et s'engorge toujours en même temps et plus que son foie.

Vichy intervient encore pour guérir les engorgements de la rate, qui diminuent rapidement sous l'influence de la médication thermale alcaline. En même temps que le paludisme se guérit, la rate se décongestionne et reprend ses proportions normales.

Maladies de l'estomac et de l'intestin
Dyspepsies coloniales

Les affections de l'estomac des pays chauds n'ont rien qui les distingue des maladies de l'estomac observées en France si ce n'est leur gravité et leur fréquence.

La moindre indisposition ou le plus léger accès de fièvre intermittente a immédiatement sa répercussion sur l'estomac et se traduit par un embarras gastrique très marqué. C'est la première atteinte des fonctions gastro-intestinales de l'arrivant de la colonie, et à mesure que le séjour se prolonge, viennent les diarrhées, les dysenteries, le paludisme et l'anémie. Toutes les fonctions digestives sont troublées. L'appétit a disparu; les sécrétions gastriques et intestinales sont viciées et des dyspepsies gastriques et intestinales rebelles s'établissent à demeure pour ne quitter le colonial qu'après son rapatriement et son arrivée en France où il n'est plus soumis aux mêmes causes nocives. Il va sans dire qu'un traitement médicamenteux et hygiénique approprié guérit en France les maladies coloniales de l'estomac et des intestins, mais cette guérison est incontestablement plus rapide et plus prompte si on fait usage de la cure à Vichy au moment opportun, quelque temps après l'arrivée en France. Non seulement la guérison est plus prompte, elle est aussi plus complète. Le malade se sent définitivement débarrassé de son mal, il ne traîne pas sa maladie en longueur, il n'a pas les rechutes fréquemment observées, et il pense qu'en réalité, il n'était pas gravement malade et avait eu tort de s'alarmer.C'est là un des heureux effets de la cure de Vichy.

Gastrite chronique, dyspepsie gastro-intestinale rebelle, dilatation et atonie stomacale, telles sont les affections bien particulières au colonial, affections qui maintiennent cet état d'anémie, rebelle à tout traitement.

Sous l'influence de la cure de Vichy, les fonctions gastro-intestinales se rétablissent, les sabures de la langue disparaissent après avoir résisté de longs mois à tout traitement; le mauvais goût dans la bouche n'est plus ressenti; la langue se nettoie; l'eau de Vichy décape les muqueuses. Les fontions d'assimilation redeviennent complètes et normales ; les forces reviennent au malade; son état d'anémie disparaît en même temps que son affection gastro-intestinale se guérit. Tel est l'heureux effet du traitement de Vichy dans les maladies tropicales de l'appareil gastro-intestinal.

Les diarrhées tenaces et récidivantes dues à la dyspepsie intestinale sont guéries par l'eau de Vichy, qui est constipante, particulièrement à faibles doses. Les intestins sensibles atoniques récupèrent leurs fonctions diminuées ; ils reçoivent une stimulation particulière du traitement de Vichy.

Quant à l'entérite chronique des pays chauds et à la diarrhée chronique de Cochinchine consécutive à la dysenterie, il convient d'être prudent dans l'application du traitement de Vichy. Je ne doute pas que certains diarrhéiques chroniques ne puissent voir leur état heureusement modifié par la cure de Vichy bien conduite. Mais il ne faut pas oublier que toute maladie traitée à Vichy, et particulièrement la diarrhée chronique doit être dans un état atonique, non susceptible de poussées aiguës. L'intestin d'un diarrhéique des pays chauds est extrêmement sensible à l'action médicamenteuse. Si l'entérite est de date relativement récente, s'il y a eu, peu de temps auparavant, des poussées aiguës de dysenterie, il est plus prudent de s'abstenir momentanément du traitement de Vichy, qui pourrait donner dans ce cas une poussée nouvelle à la maladie.

Tout dysentérique chronique qui vient à Vichy doit être depuis longtemps dans un état atonique gastro intestinal qui éloigne toute idée de poussée aiguë. Il doit venir alors chercher à Vichy une médication substitutive et constipante que procurent les doses faibles de l'eau alcaline, secondée par la médication adjuvante des douches ascendantes et de l'hydrothérapie.

Anémie coloniale. — L'anémie coloniale présente tous les degrés depuis l'anémie simple et légère jusqu'à la cachexie. L'anémie simple se montre au début des affections coloniales, et la cachexie en est la terminaison. C'est l'anémie qui inaugure le plus souvent la série des maladies qui frappent l'Européen arrivant dans les pays chauds. Primitivement elle est insidieuse, l'Européen perd insensiblement ses forces et sa santé ; il ne s'aperçoit pas qu'il se débilite. Puis viennent les maladies qui le rappellent à la réalité et lui font voir qu'il n'est plus le même qu'à son arrivée dans la colonie.

« Chez l'Européen transplanté en climat chaud et non encore acclimaté l'hématose diminue, l'urine devient rare et pauvre en urée, les fonctions digestives s'alanguissent, le poids du corps diminue, l'anémie tropicale se développe peu à peu. » (Chauffard.)

Le séjour colonial se prolonge, les causes débilitantes restent les mêmes, et les maladies fébriles viennent achever de ruiner la santé de celui qui était naguère bien portant.

La preuve que les Européens dans les pays chauds ignorent leur état de santé débilitée, c'est qu'ils sont le plus souvent frappés presque subitement par la mort à un âge peu avancé et dans un moment où ils s'attribuaient une excellente santé. Les pays chauds ménagent fréquemment de ces surprises.

Enfin l'aboutissant final de toutes les maladies coloniales non terminées par la mort est l'anémie cachectique, compliquée des affections primitives, qui lui ont donné naissance, les maladies gastro-intestinales, hépatiques et paludéennes.

Les malades sont amaigris ; leurs muscles sont mous, flasques et relâchés. Le tissu cellulaire sous-cutané œdématié. Le facies est pâle, subictérique ; les os malaires sont saillants ou bien il y a de la bouffissure de la face. La peau du visage est généralement sèche et molle. Le teint est terreux et subictérique. Ce teint terreux du visage est dû à une fine pigmentation biliaire de la peau sous l'influence des subictères pléiochromiques qui ont envahi tous les tissus. Les yeux sont retirés dans leurs orbites, ils sont profonds et caves ; les conjonctives sont pâles et décolorées, les sclérotiques très blanches ou subictériques. Les oreilles sont amincies et transparentes.

On éprouve très vite la sensation de fatigue après le moindre effort. Les articulations ne sont pas souples. On se sent une lourdeur générale, un appesantissement et nulle aptitude au travail.

On observe deux états opposés dans l'anémie, l'état d'amaigrissement (cas le plus grave) et l'état de surcharge graisseuse et bouffissure.

Dans les deux cas les téguments sont pâles ; il y a de la flaccidité des tissus et la contractilité musculaire est diminuée.

Il y a de la faiblesse cardiaque et le soir on constate souvent de l'œdème péri-malléolaire. La circulation est ralentie. Le sang présente une diminution notable des globules rouges. Très souvent on voit des sugillations veineuses cutanées sur les membres inférieurs. Les capillaires veineux cutanés, remplis d'un sang chargé de pigments biliaires, peuvent à la suite de fatigue produire des taches mélaniques, des pigmentations de la peau, taches péri ou sus-malléolaires d'aspect analogue aux éphélides du visage qu'on rencontre chez les vieillards. On observe ces taches mélaniques particulièrement chez les anémiés paludéens coloniaux.

La cure de Vichy est le grand remède de toutes ces affections. Sous l'influence du traitement la peau devient souple et ferme, le teint s'éclaircit. Les visages maigres prennent de la consistance et les saillies malaires s'arrondissent. La santé reparaît. D'autre part la bouffissure du visage diminue, les joues sont moins flasques, la tonicité cutanée redevient normale, et le visage œdématié reprend lui aussi une bonne apparence de santé.

Les œdèmes péri-malléolaires disparaissent ; les taches pigmentaires pâlissent, mais elles sont toujours longues à disparaître entièrement. Il faut un séjour d'un an à un an et demi en France pour obtenir leur disparition.

Les forces renaissent. Les globules rouges augmentent en nombre dans le sang. L'estomac fonctionne mieux ; le foie sécrète normalement après avoir été débarrassé de tous les déchets organiques qui le gênaient. L'assimilation est plus complète, les substances alimentaires sont mieux utilisées. La santé générale se rétablit.

INDICATIONS GÉNÉRALES DE LA
CURE DE VICHY

La cure de Vichy répond à des indications multiples, et les maladies que le traitement guérit ou améliore sont nombreuses. Dans leur ensemble, toutes les maladies de la nutrition sont heureusement modifiées par une saison aux eaux de Vichy. Le traitement qu'on y fait n'est pas une médication de symptômes. C'est une médication pathogénique. Il s'adresse directement aux causes des maladies. Il modifie le terrain sur lequel elles évoluent. C'est pourquoi les maladies constitutionnelles, le diabète, la goutte, la gravelle, le rhumatisme chronique, l'arthritisme, l'obésité, la diathèse urique, l'hyperacidité des humeurs y sont avantageusement traitées.

On conçoit aisément que ces importantes maladies constitutionnelles provoquent fréquemment des affections secondaires localisées aux principaux organes et en particulier au foie, à l'estomac, aux reins.

Les maladies dont la cure de Vichy constitue la médication spécifique et incontestée sont : la lithiase biliaire, les maladies du foie en général, le diabète, les maladies de l'estomac, et les maladies de la nutrition (arthritisme, herpétisme, diathèse congestive, diathèse urique).

Maladies du foie. — *Lithiase biliaire.* — Vichy a une action spécifique et élective sur le foie dont les fonctions sont multiples. On observe de vraies résurrections chez les lithiasiques et les hépatiques. Nombreux sont les lithiasiques qui doivent la vie à Vichy et qui viennent depuis longtemps, depuis vingt ans même, faire leur saison annuelle, sinon par besoin, du moins par reconnaissance, peut-être aussi un peu par crainte du retour de leur ancienne maladie. La fonction biliaire a été stimulée ; la bile est devenue plus fluide, elle a entraîné les petits calculs et débarrassé la glande de tous les déchets organiques et des précipités biliaires qui gênaient son fonctionnement.

Engorgement splénique. — La rate participe le plus souvent aux processus congestifs du foie. Les engorgements spléniques consécutifs aux maladies infectieuses et au paludisme des climats tempérés disparaissent rapidement. La rate diminue de volume, devient moins sensible et reprend ses fonctions normales.

Diabète. — La médication alcaline de Vichy est particulièrement efficace dans le diabète. Les résultats de la cure sont merveilleux. Sous l'influence du traitement le sucre diminue rapidement dans les urines. Les malades se sentent soulagés et s'ils veulent ne pas faire d'écarts de régime et s'astreindre au régime diabétique spécial, le sucre ne se montre plus dans les urines. Une première cure à Vichy fera diminuer le sucre en des proportions considérables, une seconde le fera disparaître. Mais il ne faut pas que le malade vienne à une période avancée de sa maladie, à la période cachectique.

Pour le diabète, comme pour toutes les maladies justiciables du traitement hydrominéral, il faut venir avant l'épuisement complet de l'organisme, avant que les cellules aient perdu leurs fonctions d'élaboration et d'assimilation. Vichy est la station de choix pour les diabétiques.

Maladies de l'estomac. — Sous l'influence du traitement de Vichy, les dyspepsies sont guéries ou améliorées rapidement. Les dyspeptiques éprouvent un soulagement immédiat. Les digestions se font mieux. Les douleurs stomacales disparaissent. Le pyrosis, les aigreurs, la flatulence, la lourdeur d'estomac ne se font plus sentir.

Goutte. — La goutte caractérisée par l'hyperacidité des humeurs et l'excès d'acide urique dans le sang et dans tous les tissus est avantageusement combattue par la cure de Vichy. Les eaux alcalines neutralisent l'hyperacidité ; les accès de goutte deviennent plus rares et disparaissent.

Gravelle. — La gravelle est une des maladies par ralentissement de la nutrition. C'est une des nombreuses manifestations de la diathèse arthritique. Comme telle elle est justiciable du traitement de Vichy. Beaucoup d'arthritiques sont atteints de la diathèse urique, dont l'action sur l'appareil rénal cause la lithiase rénale et la gravelle urique, qui est de beaucoup la plus fréquente. « Les alcalins ont le pouvoir de réduire la proportion de l'acide urique, et par suite d'entraver le développement de la gravelle urique. » (Lyon. *Clinique thérapeutique*).

Arthritisme, rhumatisme chronique, obésité, intoxications. — L'arthritisme appelé encore diathèse congestive, diathèse dystrophique, diathèse urique, diathèse hyperacide, maladie par ralentissement de la nutrition, herpétisme, hépatisme, est une diathèse dont les nombreuses manifestations morbides tirent grand avantage du traitement de Vichy. Le rhumatisme chronique, l'obésité, les intoxications par le tabac, l'alcool, la morphine, sont heureusement combattus par la cure de Vichy.

CONTRE-INDICATIONS, CONCLUSIONS

Les eaux de Vichy ont une action particulièrement stimulante et excitante de toutes les fonctions de l'organisme. Il s'ensuit que toutes les maladies doivent être passées à l'état chronique avant de recevoir cette excitation spéciale de la cure alcaline. Tout malade fébrile ou susceptible de voir une recrudescence de sa maladie sous l'influence d'une poussée fébrile doit être éloigné de Vichy.

C'est ainsi que devront s'abstenir d'y venir les tuberculeux et les cancéreux.

Toute maladie à tendance hémorrhagique doit être écartée. On court le risque de provoquer des hémoptysies graves par le traitement alcalin fait aux sources dans les cas du cancer et d'ulcère de l'estomac, dans les cas de phtisie à tendance hémorrhagique.

Toutes les maladies aiguës fébriles sont une contre-indication de traitement.

Les maladies organiques avancées, qui ont conduit leurs patients à la cachexie, cachexie de cause rénale, mal de Bright avec anasarque, cachexie de cause hépatique ou stomacale, les maladies organiques du cœur doivent être toutes écartées.

La syphilis récente en raison de sa tendance au poussées congestives du côté de la peau ou des organes internes est aussi une contre-indication au traitement.

Conclusions. — Les affections qui viennent d'être énumérées sont des contre-indications formelles. Quant aux autres maladies, elles doivent toutes y être traitées avec prudence.

En commençant la cure hydro-minérale, il faut tâter en quelque sorte la susceptibilité et la sensibilité de chaque malade.

Vichy est pour les personnes affaiblies, languissantes et anémiques. C'est le cas des coloniaux. Il n'y faut pas de foyer d'inflammation franche.

Vichy est le sanatorium idéal où les Coloniaux et les malades des pays chauds doivent venir chercher la santé, retremper leurs forces et se guérir des affections contractées sous les tropiques.

Pas de tuberculose à craindre ; aucun tuberculeux ne peut et ne doit en approcher.

Vichy est la fontaine de Jouvence pour les coloniaux. Ceux qui viennent y boire recouvrent la santé et les forces, j'ose presque dire la jeunesse.

TABLE DES MATIÈRES

MAYENNE, IMPRIMERIE CHARLES COLIN

MIRE ISO N° 1

AFNOR 92049 PARIS LA DÉFENSE

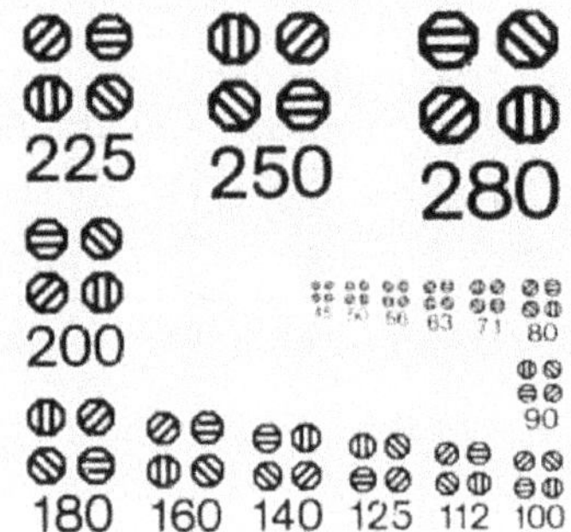

PRODUCTION SCRIPTUM PARIS

en conformité avec NF Z 43-011 et ISO 446:1991